Libro De Cocina Definitivo De La Dieta Cetogénica

Guía Simplificada Para Comer Sus Alimentos Favoritos Todos Los Días Y Mantener Un Estilo De Vida Saludable

Allison Rivera
Lola Delgado

Tabla ocontenido

BATIDOS Y RECETAS DE DESAYUNO

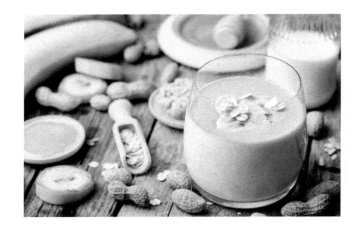

Gruyere salado y pajas de cebollinos

Tiempo de preparación: 15 minutos Tiempo de cocción: 14 minutos Porciones: 2

Ingredientes:

- 2 huevos batidos

- 1 taza de queso Gruyere finamente rallado
- 2 cucharadas de queso cheddar finamente rallado

- 1/8 cucharadita de pimienta negra recién molida

- 3 cucharadas de cebollinos frescos picados + más para decorar

- 2 huevos fritos con sol para cobertura

Instrucciones:

1. Precalentar la plancha de gofres.

2. En un tazón mediano, mezcle los huevos, los quesos, la pimienta negra y los cebollinos.

3. **Abra la plancha y vierta la mitad de la mezcla.**

4. **Cierre la plancha y cocine hasta que esté marrón y crujiente, 7 minutos.**

5. **Retire el chaffle** en un plato **y reserve.**

6. **Haga otro chaffle** usando la mezcla **restante.**

7. **Cubra cada rozadura con un huevo frito cada uno, decore** con los **cebollinos y sirva.**

Nutrición: Calorías 712 Grasas 41.32g Carbohidratos 3.88g Carbohidratos Netos 3.78g Proteína 23.75g

Licitaciones de

pollo delicioso

Tiempo de preparación: 10 minutos Tiempo de cocción: 15 minutos Servir: 4

ingredientes:

- 1 1/2 lb de   pollo tierno
- 1 cucharadita de condimento de pollo
- 1 cucharada de aceite de oliva
- 2 cucharadas de salsa bbq, sin endulzar

Indicaciones:

1. Agregue todos los ingredientes excepto el aceite en una bolsa con cremallera.
2. La bolsa de foca se agita bien y se coloca en la nevera durante 2-3 horas.
3. Caliente el aceite en una sartén a fuego medio.
4. Cocine las calzones de pollo en una sartén hasta que estén completamente cocidas.
5. Sirva y disfrute.

Valor nutricional (cantidad por porción):

Calorías 364

Grasa 17 g

Carbohidratos 3 g

Azúcar 3 g

Proteína 50 g

Colesterol 150 mg

Chaffle de arce

Tiempo de preparación: 15 minutos Porciones: 2

Ingredientes:

- ☐ 1 huevo, ligeramente batido

- ☐ 2 claras de huevo

- ☐ 1/2 cucharadita de extracto de arce

- ☐ 2 cucharaditas de Swerve

- ☐ 1/2 cucharadita de polvo de hornear, sin gluten

- ☐ 2 cucharadas de leche de almendras

- ☐ 2 cucharadas de harina de coco

Instrucciones:

1. **Precalentar a tu fabricante de gofres.**

2. **En un tazón, batir las claras de huevo hasta que se formen picos rígidos.**

3. **Agregue el extracto de arce, el se desviar,**

el polvo de hornear, la leche de almendras, la harina de coco y el huevo.

4. Rocíe el fabricante de gofres con spray de cocina.

5. Vierta la mitad de la masa en la vajilla caliente y cocine durante 3-5 minutos o hasta que se dore. Repita con la masa restante.

6. Sirva y disfrute.

Nutrición: Calorías 122 Grasa 6.6 g Carbohidratos 9 g Azúcar 1 g Proteína
7.7 g Colesterol 82 mg

Chaffles marrones de hachís de nabo

Tiempo de preparación: 10 minutos Tiempo de cocción: 42 minutos Porciones: 6

Ingredientes:

- ☐ 1 nabo grande, pelado y rallado

- ☐ 1/2 cebolla blanca mediana picada

- ☐ 2 dientes de ajo, prensados

- ☐ 1 taza de queso Gouda   finamente rallado
- ☐ 2 huevos batidos

- ☐ Sal y pimienta negra recién molida al gusto

Instrucciones:

1. Vierta los nabos en un recipiente de microondas medio seguro, espolvoree con 1 cucharada de agua y cocine al vapor en el microondas hasta que se ablanden, de 1 a 2 minutos.

2. Retire el tazón y mezcle los ingredientes restantes excepto un cuarto de taza de queso Gouda.

3. Precalentar la plancha de gofres.

4. Una vez calentado, abre y espolvorea parte del queso reservado en la plancha y cubre con 3 cucharadas de la mezcla. Cierre la plancha de gofres y cocine hasta que esté crujiente, 5 minutos.

5. Abra la tapa, voltee el chaffle y cocine aún más durante 2 minutos más.

6. Retire el chaffle en un plato y reserve.

7. Haz cinco chaffles más con la masa restante en la misma proporción.

8. Deje enfriar y servir después.

Nutrición: Calorías 230; Grasas 15.85g; Carbohidratos 5.01g; Carbohidratos Netos 3.51g; Proteína 16.57g

Instrucciones:

1. Precalentar la plancha de gofres.

2. Agregue todos los ingredientes a un tazón mediano y mezcle bien.

3. Abra el hierro y agregue la mitad de la mezcla. Cierre y cocine hasta que estén dorados y crujientes, 7 minutos.

4. Retire el rozadura en un plato y haga otro con la masa restante.

5. Corta cada paja en cuñas y sirve después.

Nutrición: Calorías 173 Grasas 13.08g Carbohidratos 3.98g Carbohidratos Netos 2.28g Proteína 12.27g

Mordeduras de gasa de queso azul

Tiempo de preparación: 10 minutos Tiempo de cocción: 14 minutos Porciones: 2

Ingredientes:

- **1 huevo batido**

- **1/2 taza de queso parmesano** finamente rallado

- **1/4 de taza de queso** azul desmenuzado

- **1 cucharadita de eritritol**

Instrucciones:

1. **Precalentar la plancha de gofres.**

2. **Mezcle todos los ingredientes en un tazón.**

3. **Abra el hierro y agregue la mitad de la mezcla. Cierre y cocine hasta que esté crujiente, 7 minutos.**

4. **Retire el chaffle en un plato y haga otro** con la mezcla **restante.**

5. **Corta cada paja en cuñas y sirve después.**

Nutrición: Calorías 196 Grasas 13.91g Carbohidratos 4.03g
Carbohidratos Netos 4.03g Proteína 13.48g

Chaffle de caramelo de chocolate Keto

Tiempo de preparación: 10 minutos Tiempo de cocción: 14 minutos Porciones: 2

Ingredientes:

- **1 huevo batido**

- **1/4 de taza de queso Gruyere** finamente rallado

- **2 cucharadas de cacao en polvo sin endulzar**

- **1/4 cucharadita de polvo** de hornear

- **1/4 cucharadita de extracto** de vainilla

- **2 cucharadas de eritritol**

- **1 cucharadita de harina** de almendras

- **1 cucharadita de crema** para batir pesada

- **Una pizca de sal**

Chaffles rellenos de huevo revuelto

Tiempo de preparación: 15 minutos Tiempo de cocción: 28 minutos Porciones: 4

Ingredientes:
Para los rozaduras:

- **1 taza de queso cheddar** finamente rallado

- **2 huevos batidos**

Para el relleno de huevos:

- **1 cucharada de aceite** de oliva

- **4 huevos** grandes

- **1 pimiento verde pequeño, sin semilla y picado**

- **1 pimiento rojo pequeño, sin semilla y picado**

- **Sal y pimienta negra recién molida al gusto**

- **2 cucharadas de queso parmesano rallado**

Instrucciones:

Para los rozaduras:

1. Precalentar la plancha de gofres.

2. En un tazón mediano, mezcle el queso cheddar y el huevo.

3. Abra la plancha, vierta un cuarto de la mezcla, cierre y cocine hasta que esté crujiente, de 6 a 7 minutos.

4. Prepara y prepara tres chaffles más usando la mezcla restante.

Para el relleno de huevos:

1. Mientras tanto, calienta el aceite de oliva en una sartén mediana a fuego medio en una estufa.

2. En un tazón mediano, bate los huevos con los pimientos, la sal, la pimienta negra y el queso parmesano.

3. Vierta la mezcla en la sartén y revuelve hasta que se ajuste a tu semejanza, 2 minutos.

4. Entre dos chaffles,cuchara la mitad de los huevos revueltos y repetir con el segundo juego de chaffles.

5. Sirva después.

Nutrición: Calorías 387 Grasas 22.52g Carbohidratos 18.12g Carbohidratos Netos 17.52g Proteína 27.76g

Chaffles de limón y pimentón

Tiempo de preparación: 10 minutos Tiempo de cocción: 28 minutos Porciones: 4

Ingredientes:

- **1 huevo batido**

- **1 oz de queso crema, suavizado**

- **1/3 taza de queso mozzarella** finamente rallado

- **1 cucharada de harina** de almendras

- **1 cucharadita de mantequilla, derretida**

- **1 cucharadita de jarabe** de arce (sin azúcar)

- **1/2 cucharadita de pimentón** dulce

- **1/2 cucharadita de extracto** de limón

Instrucciones:

1. **Precalentar la plancha de gofres.**

2. **Mezcle todos los ingredientes en un tazón** mediano

3. **Abra la plancha y vierta un cuarto de la mezcla. Cierre y cocine hasta que esté crujiente, 7 minutos.**

4. **Retire el chaffle en un plato y haga 3 más** con la mezcla **restante.**

5. **Corta cada paja en cuñas, placa, deja enfriar y sirve.**

Nutrición: Calorías 48 Grasas 4.22g Carbohidratos 0.6g Carbohidratos Netos 0.5g Proteína 2g

Berry mixto- Chaffles de vainilla

Tiempo de preparación: 10 minutos Tiempo de cocción: 28 minutos Porciones: 4

Ingredientes:

- **1 huevo batido**

- **1/2 taza de queso mozzarella** finamente rallado

- **1 cucharada de queso crema, suavizado**

- **1 cucharada de jarabe** de arce sin azúcar

- **2 fresas en rodajas**
- **2 frambuesas, rodajas**

- **1/4 cucharadita de extracto** de mora

- **1/4 cucharadita de extracto** de vainilla

- **1/2 taza de yogur natural para servir**

Instrucciones:

1. Precalentar la plancha de gofres.

2. En un tazón mediano, mezcle todos los ingredientes excepto el yogur.

3. Abra la plancha, engrase ligeramente con spray de cocción y vierta un cuarto de la mezcla.

4. Cierre la plancha y cocine hasta que se dore y esté crujiente, 7 minutos.

5. Retire el chaffle en un plato y reserve.

6. Haga tres chaffles más con la mezcla restante.

7. Para porciones: cubra con el yogur y disfrute.

Nutrición: Calorías 78 Grasas 5.29g Carbohidratos 3.02g Carbohidratos Netos 2.72g Proteína 4.32g

Desayuno Espinaca Ricotta Chaffles

Tiempo de preparación: 10 minutos Tiempo de cocción: 28 minutos Porciones: 4

Ingredientes:

- **Espinacas congeladas de 4 oz, descongeladas y exprimidas secas**

- **1 taza de queso** ricotta

- **2 huevos batidos**

- **1/2 cucharadita de ajo en polvo**

- **1/4 de taza de queso Pecorino Romano** finamente rallado

- **1/2 taza de queso mozzarella** finamente rallado

- **Sal y pimienta negra recién molida al gusto**

Instrucciones:

1. Precalentar la plancha de gofres.

2. En un tazón mediano, mezcle todos los ingredientes.

3. Abra la plancha, engrase ligeramente con spray de cocción y cuchara en un cuarto de la mezcla.

4. Cierre la plancha y cocine hasta que esté marrón y crujiente, 7 minutos.

5. Retire el chaffle en un plato y reserve.

6. Haga tres chaffles más con la mezcla restante.

7. Deje enfriar y servir después.

Nutrición: Calorías 188 Grasas 13.15g Carbohidratos 5.06g Carbohidratos Netos 4.06g Proteína 12.79g

Pollo parmesano

Tiempo de preparación: 10 minutos Tiempo de

cocción: 35 minutos

Saque: 4

ingredientes:

- Pechugas de pollo de 1 libra, sin piel y deshuesadas
- 1/2 taza de queso parmesano rallado
- 1/2 taza de mayonesa
- 1 cucharadita de ajo en polvo
- 1 cucharadita de condimento avícola
- 1/4 cucharadita de cebolla en polvo
- pimienta

Indicaciones:

1. Precalentar el horno a 375 F.
2. En un tazón pequeño, mezcle la mayonesa, el ajo en polvo, la cebolla en polvo, el condimento avícola y la pimienta.
3. Coloque el pollo en un molde para hornear engrasado.
4. Esparce la mezcla de mayonesa sobre el pollo y luego espolvorea queso.
5. Hornee durante 35 minutos.
6. Sirva y disfrute.

Valor nutricional (cantidad por porción):

Calorías 391

Grasa 24 g

Carbohidratos 12 g

Azúcar 2,5 g

Proteína 34 g

Colesterol 110 mg

RECETAS DE CERDO, CARNE DE RES Y CORDERO

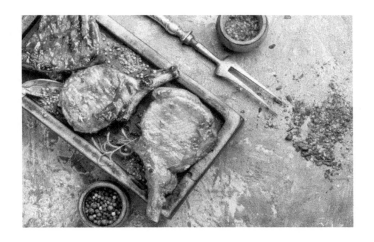

Chuletas de cerdo
de oliva de canela

Tiempo de preparación: 10 minutos Tiempo de
cocción: 30 minutos Servir: 6

ingredientes:

- 6 chuletas de cerdo, deshuesadas y cortadas en rodajas gruesas
- 1/2 taza de aceitunas, picadas y en rodajas
- oz ragu
- 1 cucharada de aceite de oliva
- 1/4 de taza de caldo de carne
- 3 dientes de ajo picados
- 1/8 cucharadita de canela molida
- 1 cebolla grande en rodajas

Indicaciones:

1. Caliente el aceite en una sartén a fuego medio-alto.
2. Agregue las chuletas de cerdo en una sartén y cocine hasta que se doren ligeramente y reserven.
3. Cocine el ajo y la cebolla y cocine hasta que la cebolla se ablande.
4. Agregue el caldo y lleve a ebullición.
5. Vuelva a picar chuletas de cerdo para sartén y agregue ragu y los ingredientes restantes.
6. Cubra y cocine a fuego lento durante 20 minutos.

34

7. Sirva y disfrute.

Valor nutricional (cantidad por porción):

Calorías 320

Grasa 22 g

Carbohidratos 6 g

Azúcar 1 g

Proteína 20 g

Colesterol 70 mg

RECETAS DE MARISCOS Y PESCADOS

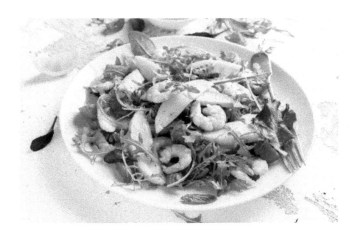

Judías verdes

cremosas

Tiempo de preparación: 10 minutos Tiempo de cocción: 15 minutos

Saque: 4

ingredientes:

- 1 libra de judías verdes frescas, recortar y enjuagar
- 1/2 ralladura de limón
- 1 taza de crema pesada
- 3 oz de mantequilla
- 1/4 cucharadita de pimienta
- 1/2 cucharadita de sal marina

Indicaciones:

1. Derretir la mantequilla en la sartén a fuego medio.
2. Agregue los frijoles verdes a la sartén y saltee durante 4-5 minutos. Sazona con pimienta y sal.
3. Agregue la crema pesada y cocine a fuego lento durante 2 minutos.
4. Espolvorear con ralladura de limón y servir.

Valor nutricional (cantidad por porción):

Calorías 281

Grasa 29 g

Carbohidratos 5 g

Azúcar 1 g

Proteína 2 g

Colesterol 85 mg

SOPAS, GUISOS Y ENSALADAS

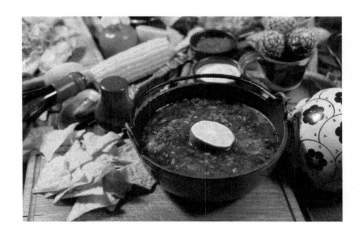

Quiché vegetal

Tiempo de preparación: 10 minutos Tiempo de

cocción: 30 minutos

Saque: 6

ingredientes:

- 8 huevos
- 1 cebolla picada
- 1 taza de queso parmesano rallado
- 1 taza de leche de coco sin endulzar
- 1 taza de tomates picados
- 1 taza de calabacín picado
- 1 cucharada de mantequilla
- 1/2 cucharadita de pimienta
- 1 cucharadita de sal

Indicaciones:

1. Precaliente el horno a 400 F.
2. Derretir la mantequilla en una sartén a fuego medio y luego añadir cebolla y saltear hasta que la cebolla se ablande.
3. Agregue los tomates y el calabacín a la sartén y saltee durante 4 minutos.
4. Batir los huevos con queso, leche, pimienta y sal en un tazón.
5. Vierta la mezcla de huevo sobre las verduras y hornee

en el horno durante 30 minutos.

6. Rebanadas y servir.

Valor nutricional (cantidad por porción):

Calorías 25

Grasa 16,7 g

Carbohidratos 8 g

Azúcar 4 g

Proteína 22 g

Colesterol 257 mg

BRUNCH y CENA

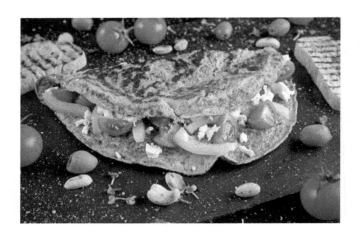

Muffins proteicos

Tiempo de preparación: 10 minutos Tiempo de
cocción: 15 minutos

Saque: 12

ingredientes:

- 8 huevos
- 2 cucharadas de proteína de vainilla en polvo
- 8 oz de queso crema
- 4 cucharadas de mantequilla, derretida

Indicaciones:

1. En un tazón grande, combine el queso crema y la
   mantequilla derretida.
2. Agregue los huevos y las proteínas en polvo y bata
   hasta que estén bien combinados.
3. Vierta la masa en la sartén engrasada.
4. Hornee a 350 F durante 25 minutos.
5. Sirva y disfrute.

Valor nutricional (cantidad por porción):

Calorías 149

Grasa 12 g

Carbohidratos 2 g

Azúcar 0,4 g

Proteína 8 g

Colesterol 115 mg

POSTRES Y BEBIDAS

Helado Mocha

Tiempo de preparación: 10 minutos Tiempo de cocción: 10 minutos

Servir: 2

ingredientes:

- 1/4 cucharadita de goma xanthan
- 1 cucharada de café instantáneo
- 2 cucharadas de cacao en polvo sin endulzar
- 15 gotas de stevia líquida
- 2 cucharadas de eritritol
- 1/4 de taza de crema pesada
- 1 taza de leche de coco sin endulzar

Indicaciones:

1. Agregue todos los ingredientes excepto la goma xanthan en la licuadora y licúe hasta que quede suave.
2. Agregue la goma xanthan y mezcle hasta que la mezcla esté ligeramente espesada.
3. Vierta la mezcla en la heladería y revuelve de acuerdo con las instrucciones de la máquina.
4. Sirva frío y disfrute.

Valor nutricional (cantidad por porción):

Calorías 88

Grasa 8 g

Carbohidratos 14 g

Azúcar 0,1 g

Proteína 1,4 g

Colesterol 21 mg

RECETAS DE CERDO Y CARNE DE RES

Filetes de carne de res mostaza

Servicios: 4

Tiempo de preparación: 40

minutos Ingredientes

- 2 cucharadas de mantequilla

- 2 cucharadas de mostaza Dijon

- 4 filetes de carne de res

- Sal y pimienta negra, al gusto

- 1 cucharada de romero fresco, en trozos gruesos

    1. Marinar los filetes de carne de res con mostaza Dijon, romero fresco, sal y pimienta negra durante aproximadamente 2 horas.
    2. Ponga la mantequilla y los filetes de carne marinada en una sartén antiadherente.
    3. Cubra la tapa y cocine durante unos 30 minutos a fuego medio-bajo.
    4. Despache cuando esté completamente cocinado y

sirva caliente.

Cantidad nutricional por porción

Calorías 217

  Grasa total 11.5g 15%
  Grasa saturada 5.7g
  29% Proteína 26.3g

Colesterol 91mg 30%

Sodio 186mg 8%

Carbohidratos totales 1g 0%
  Fibra dietética 0.6g 2%

Azúcares totales 0.1g

Chuletas de cerdo rellenas

Servicios: 6

Tiempo de preparación: 40 minutos

ingredientes

- 4 dientes de ajo picados
- 2 libras cortadas chuletas de cerdo deshuesadas
- 11/2 cucharaditas de sal
- 8 oz. de queso provolone
- 2 tazas de espinaca bebé

Indicaciones

1. Precaliente el horno a 3500F y engrase una bandeja para hornear.
2. Mezcle el ajo con sal y frote un lado de las chuletas de cerdo.
3. Coloque la mitad de las chuletas de cerdo junto al ajo en una bandeja para hornear y cubra con espinacas y queso provolone.
4. Cubra con el resto de las chuletas de cerdo del lado del ajo hacia arriba y colóquela en el horno.
5. Hornee durante unos 30 minutos y sirva caliente.

Cantidad nutricional por porción

Calorías 430

Grasa total 20.2g 26% Grasa saturada 9.8g 49%

Colesterol 165mg 55%

Sodio 1005mg 44%

Carbohidratos totales 1.8g 1% Fibra Dietética 0.3g
1%

Azúcares totales 0.3g Proteína 57.2g

RECETAS DE DESAYUNO

Panqueques de plátano

Servicios: 4

Tiempo de preparación: 25 minutos

ingredientes

- 1 plátano mediano
- 2 huevos grandes
- 2 cucharadas de mantequilla
- 1 cucharada de jarabe de arce sin azúcar
- 4 cucharadas de queso ricotta

Indicaciones

1. Ponga el plátano y los huevos en una licuadora y mezcle hasta que estén suaves.

2. Caliente 1/2 cucharada de mantequilla a fuego medio en una sartén antiadherente grande y vierta 2 cucharadas de la masa.

3. Cocine durante unos 2 minutos hasta que aparezcan burbujas en la superficie.

4. Voltea los panqueques suavemente con una espátula y cocina durante 2 minutos más.

5. Despacha los panqueques a un plato y repite con la masa restante.

Cantidad nutricional por porción

Calorías 147

Grasa total 9.6g 12% Grasa saturada 5.2g 26%

Colesterol 113mg 38%

Sodio 96mg 4%

Carbohidratos totales 11.1g 4% Fibra Dietética 0.8g 3%

Azúcares totales 6.8g Proteína 5.3g

APERITIVOS Y POSTRES

Tomates parmesanos de albahaca

Servicios: 6

Tiempo de preparación: 30 minutos

ingredientes

- 1/2 cucharadita de orégano seco
- 4 Tomates gitanos
- Especias: cebolla en polvo, ajo en polvo, sal marina y pimienta negra
- 1/2 taza de queso parmesano rallado
- 12 hojas pequeñas de albahaca fresca

Indicaciones

1. Precaliente el horno a 4250F y engrase ligeramente una bandeja para hornear.
2. Mezcle el orégano seco, la cebolla en polvo, el ajo en polvo, la sal marina y la pimienta negra en un bol pequeño.
3. Coloca las rodajas de tomate en una bandeja para hornear y espolvorea con la mezcla de condimentos.

4. Cubra con queso parmesano y hojas de albahaca y transfiéralo al horno.

5. Hornee durante unos 20 minutos y retírelo del horno para servir.

Cantidad nutricional por porción

Calorías 49

Grasa total 2.2g 3% Grasa saturada 1.4g 7% Colesterol

7mg 2%

Sodio 91mg 4%

Carbohidratos totales 4.3g 2% Fibra dietética 1.2g 4%

Azúcares totales 2.4g

Broccoli Gratin

Servicios: 4

Tiempo de preparación: 35 minutos

ingredientes

- 2 oz. de mantequilla salada, para freír

- 5 oz. de queso parmesano rallado

- 20 oz. de brócoli, en floretes

- 2 cucharadas de mostaza Dijon

- 3/4 de taza de creme fraiche

Indicaciones

- ➤ Precaliente el horno a 4000F y engrase ligeramente un molde para hornear.

- ➤ Caliente la mitad de la mantequilla en una sartén a fuego medio-bajo y agregue el brócoli picado.

- ➤ Saltee durante unos 5 minutos y transfiéralo a la bandeja para hornear.

- ➤ Mezcle el resto de la mantequilla con mostaza Dijon y crème fraiche.

- ➤ Vierta esta mezcla en el plato para hornear y cubra con queso parmesano.

55

➤ Transfiéralo al horno y hornea durante unos 18 minutos.

➤ Despacha a un tazón y sirve caliente.

Cantidad nutricional por porción

Calorías 338

Grasa total 27.4g 35% Grasa saturada 12.4g 62% Colesterol 56mg 19%

Sodio 546mg 24%

Carbohidratos totales 11.1g 4% Fibra Dietética 4g 14%

Azúcares totales 2.5g Proteína 16.2g

RECETAS DE MARISCOS

Pez búfalo

Servicios: 3

Tiempo de preparación: 20 minutos

ingredientes

- 3 cucharadas de mantequilla
- 1/3 taza de salsa Franks Red Hot
- 3 filetes de pescado
- Sal y pimienta negra, al gusto
- 1 cucharadita de ajo en polvo

Indicaciones

1. Caliente la mantequilla en una sartén grande y agregue filetes de pescado.
2. Cocine durante unos 2 minutos a cada lado y agregue sal, pimienta negra y ajo en polvo.
3. Cocine durante aproximadamente 1 minuto y agregue la salsa Franks Red Hot.
4. Cubra con la tapa y cocine durante unos 6 minutos a fuego lento.
5. Despache en un plato para servir y sirva caliente.

Cantidad nutricional por porción

Calorías 342

Grasa total 22.5g 29% Grasa saturada 8.9g 44%

Colesterol 109mg 36%

Sodio 254mg 11%

Carbohidratos totales 0.9g 0% Fibra dietética 0.1g 0%

Azúcares totales 0.2g Proteína 34.8g

RECETAS DE POLLO Y AVES DE CORRAL

Pechos de pavo agrios a la parrilla

Servicios: 3

Tiempo de preparación: 40 minutos

ingredientes

- 1/2 cebolla picada
- 2 dientes de ajo picados
- 1 libra de pechugas de pavo pastadas
- 1/2 taza de crema agria
- Sal y pimienta negra, al gusto

Indicaciones

1. Precaliente la parrilla a fuego medio-alto.
2. Mezcle la crema agria, la cebolla, el ajo, la sal y la pimienta negra en un tazón.
3. Agregue las pechugas de pavo a esta mezcla y marinar durante aproximadamente una hora.
4. Transfiera las pechugas marinadas al asador.
5. Asar durante unos 25 minutos y transferir a un plato

para servir.

Cantidad nutricional por porción

Calorías 380

Grasa total 19.3g 25% Grasa saturada 8.1g 40% Colesterol

151mg 50%

Sodio 151mg 7%

Carbohidratos totales 4g 1% Fibra dietética 0.4g 2%

Azúcares totales 0.9g

Proteína 45.3g

RECETAS DE DESAYUNO

Lucha contra el tofu de aguacate

Tiempo total: 15 minutos Sirve: 1

ingredientes:

- 1 cucharada de perejil fresco, picado
- 1/2 aguacate mediano
- 1/2 bloque de tofu firme, drenado y desmoronado
- 1/2 taza de pimiento picado
- 1/2 taza de cebolla picada
- 1 cucharadita de aceite de oliva
- 1 cucharada de agua
- 1/4 cucharadita de comino
- 1/4 cucharadita de ajo en polvo
- 1/4 cucharadita de pimentón
- 1/4 cucharadita de cúrcuma
- 1 cucharada de levadura nutricional
- pimienta
- sal

Indicaciones:

1. En un tazón pequeño, mezcle levadura nutricional, agua y especias. Reserva.
2. Caliente el aceite de oliva a la sartén a fuego medio.
3. Agregue la cebolla y el pimiento y saltee durante 5 minutos.
4. Agregue el tofu desmenuzado y la levadura nutricional a la sartén y saltee durante 2 minutos.
5. Cubra con perejil y aguacate.
6. Sirva y disfrute.

Valor nutricional (Cantidad por porción): Calorías 164; Grasa 9,7 g; Carbohidratos 15 g;
Azúcar 6 g; Proteína 7,4 g; Colesterol 0 mg;

Brócoli picante

Tiempo total: 25 minutos Sirve: 5

ingredientes:

- 2 cucharadas de jengibre fresco rallado
- 2 cucharaditas de chile picado
- 8 tazas de floretes de brócoli
- 1/2 taza de aceite de oliva
- 2 jugos de lima frescos
- 4 dientes de ajo picados

Indicaciones:

1. Agregue los floretes de brócoli en el vapor y vapor durante 8 minutos.
2. Mientras tanto, para vestirse en un tazón pequeño, combine el jugo de lima, el aceite, el jengibre, el ajo y el chile.
3. Agregue el brócoli al vapor en un tazón grande y luego vierta el aderezo sobre el brócoli. Ábalo bien.
4. Sirva y disfrute.

Valor nutricional (Cantidad por porción): Calorías 239; Grasa 20,8 g; carbohidratos 13,7 g; Azúcar 3 g; Proteína 4,5 g; Colesterol 0 mg;

RECETAS PARA LA CENA

Ensalada de pepino

de repollo

Tiempo total: 20 minutos Sirve: 8

ingredientes:

- Cabeza de repollo 1/2, picada
- 2 pepinos en rodajas
- 2 cucharadas de cebolla verde picada
- 2 cucharadas de eneldo fresco, picado
- 3 cucharadas de aceite de oliva
- 1/2 jugo de limón
- pimienta
- sal

Indicaciones:

1. Agregue el repollo al tazón grande. Sazona con 1 cucharadita de sal mezclar bien y reservar.
2. Agregue los pepinos, las cebollas verdes y el eneldo fresco. Mezcle bien.
3. Agregue el jugo de limón la pimienta, el aceite de oliva y la sal. Mezcle bien.

4. Coloque el tazón de ensalada en el refrigerador durante 2 horas.

5. Sirva frío y disfrute.

Valor nutricional (Cantidad por porción): Calorías 71; Grasa 5,4 g; Carbohidratos 5.9 g;

Azúcar 2,8 g; Proteína 1,3 g; Colesterol 0 mg;

Sopa de pepino de aguacate

Tiempo total: 40 minutos Sirve: 3

ingredientes:

- 1 pepino grande pelado y en rodajas
- 3/4 de taza de agua
- 1/4 de taza de jugo de limón
- 2 dientes de ajo
- 6 cebolla verde
- 2 aguacates, deshuesados
- 1/2 cucharadita de pimienta negra
- 1/2 cucharadita de sal rosa

Indicaciones:

1. Agregue todos los ingredientes a la licuadora y mezcle hasta que estén suaves y cremosos.
2. Colóquelo en nevera durante 30 minutos.
3. Revuelva bien y sirva frío.

Valor nutricional (Cantidad por porción): Calorías 73; Grasa 3,7 g; Carbohidratos 9.2 g; Azúcar 2,8 g; Proteína 2,2 g; Colesterol 0 mg;

RECETAS DE POSTRES

Mousse de chocolate suave

Tiempo total: 10 minutos Sirve: 2

ingredientes:

- 1/2 cucharadita de canela
- 3 cucharadas de cacao en polvo sin endulzar
- 1 taza de leche de coco cremosa
- 10 gotas de stevia líquida

Indicaciones:

1. Coloque la lata de leche de coco en el refrigerador durante la noche; debe ser grueso y los sólidos separados del agua.
2. Transfiera la parte gruesa al tazón grande sin agua.
3. Agregue los ingredientes restantes al tazón y batir con una batidora eléctrica hasta que quede suave.
4. Sirva y disfrute.

Valor nutricional (Cantidad por porción): Calorías 296; Grasa 29,7 g; carbohidratos 11.5 g; Azúcar 4,2 g; Proteína 4,4 g; Colesterol 0 mg;

RECETAS DE DESAYUNO

Papas fritas

caseras

No tienes que renunciar a tus patatas de desayuno con esta alternativa de nabo que sabe a lo real.

Preparación total & Tiempo de cocción: 20 minutos Nivel:
Principiante

Hace: 4 ayudas

Proteína: 3 gramos Carbohidratos netos:

4 gramos De grasa: 6 gramos

Azúcar: 0 gramos

Calorías: 88

Lo que necesita:

- 1/2 cucharadita de polvo de pimentón

- 2 tazas de nabos pelados y cortados en cubos

- 1/4 cucharada de cebolla en polvo

- 3 rebanadas de tocino

  - 1/2 cucharadita de ajo en polvo

  - 3 cucharaditas de aceite de oliva

  - 1/2 cucharadita de sal

  - Perejil de 2 oz, picado
  - 1/2 cucharadita de pimienta

Pasos:

1. En una sartén grande, calienta el aceite de oliva.

2. En un plato, incorpore los condimentos de pimentón en polvo, cebolla en polvo y ajo en polvo y los nabos hasta que estén completamente cubiertos.

3. Cuando el aceite esté lo suficientemente caliente, calienta los nabos durante aproximadamente 10 minutos mientras se agita ocasionalmente.

4. Picar el tocino en trozos pequeños y freír con los nabos durante 5 minutos adicionales.

5. Desnivela con perejil y sirva.

Consejo de variación:

Puede mezclar y combinar las guarniciones con pepinillos, aceite de oliva o piñones.

RECETAS DE ALMUERZO

Espinacas y Jamón

Quiché

Cuando quieras un almuerzo saludable que esté listo en media hora, esto seguramente encajará en la cuenta.

Preparación total & Tiempo de cocción: 30 minutos Nivel: Principiante

Hace: 2 Quiches

Proteína: 20 gramos Carbohidratos

netos: 2 gramos De grasa: 13 gramos

Azúcar: 1 gramo

Calorías: 210

Lo que necesita:

- 1/4 de taza de leche de coco

- 3 huevos grandes, batidos

- 1/2 cucharadita de polvo de hornear, sin gluten

- 4 rebanadas de jamón cortadas en cubos

- Espinacas de 12 oz, picadas

- 1/8 cucharadita de pimienta

- 4 oz. de puerro picado

- 1/4 cucharadita de sal

- Spray de aceite de coco

Pasos:

1. Ajuste la estufa para precalentar a la temperatura de 350° Fahrenheit. Rocíe 2 mini sartenes o sartenes con aceite de coco.

2. En un tazón grande de vidrio, mezcle el jamón, el puerro, la sal, las espinacas, los huevos, la pimienta, la leche de coco y el polvo de hornear hasta que se incorpore por completo.

3. Vacíe uniformemente en las sartenes y caliente durante 15 minutos en la estufa.

4. Retire y disfrute del calor.

RECETAS PARA
LA CENA

Plato de bistec &

Verduras

Esta es una receta de bandeja que hace que la hora de la cena sea muy fácil. Disfruta de esta bomba de carne y verduras esta noche.

Preparación total y tiempo de cocción: 30 minutos

Nivel: Principiante

Hace: 4 ayudas

Proteína: 28 gramos Carbohidratos netos:

1,5 gramos De grasa: 31 gramos

Azúcar: 0 gramos

Calorías: 384

Lo que necesita:

Para la mantequilla de alcaparras de romero:

- 2 cucharaditas de romero picado

- 1/8 de taza de mantequilla, ablandada

- 2 cucharaditas de alcaparras picadas

- 1 diente de ajo, pasta

Para el plato principal:

- 1 filete de solomillo de 1 1/3 lbs., aproximadamente 1 pulgada de espesor
- 2 cucharadas de aceite de oliva, separado
- 1/2 cucharadita de sal, separada
- 4 1/2 tazas de brócoli, floretes
- 1/4 cucharadita de pimienta, separada
- 13 oz. de lanzas de espárragos

Pasos:

1. Ajuste la estufa al ajuste de la parrilla. Coloque una sábana plana grande con una llanta en el interior para calentar.
2. En un plato de vidrio, combine el ajo pegado, las alcaparras, la mantequilla y el romero hasta que quede suave.
3. Pasar a un pedazo de envoltura de plástico, rodar en un cilindro y refrigerar.
4. Use una toalla de papel para eliminar el exceso de humedad en los filetes y sazonar con 1/8 cucharadita de pimienta y 1/4 cucharadita de sal.
5. Coloque el brócoli y los espárragos en un plato y cubra completamente con 1 cucharada de aceite de oliva, la cucharadita restante de pimienta 1/8 y la cucharadita de sal restante 1/4.

6. Retire la sartén de la estufa y cepille con la cucharada

restante de aceite de oliva en el centro de la sartén.

7. Ponga la carne en una sartén con aceite y decore con verduras.

8. Calentar durante unos 5 minutos y retirar

   para voltear los filetes al otro lado.

9. Asar durante 5 minutos adicionales y retirar en el mostrador.

   10. Retire la mantequilla de la nevera.

   11. Manteca los filetes y sirve caliente.

RECETAS DE
APERITIVOS

Pepinillos de ajo

crujientes

Cuando quieres algo crujiente, no hay nada como un pepinillo crujiente con un puñetazo para llevarte a través de la tarde.

Preparación total y tiempo de cocción: 10 minutos (más tiempo de marinado: 2 días)

Nivel: Principiante Hace: 4 Ayudas

Proteína: 0 gramos Carbohidratos netos: 0 gramos De grasa: 0 gramos

Calorías: 5

Lo que necesita:

- 1/4 cucharadita de granos de pimienta negra, enteros

- 8 oz. pepinos encurtidos

- 1/2 cucharadita de eneldo

- 4 oz. de vinagre de sidra de manzana

- 1/4 cucharadita de semillas de mostaza

- 4 oz. de agua

- 1/2 cucharada de sal encurtida

- 1 1/2 diente de ajo pelado

Pasos:

1. Corta los pepinos en rodajas gruesas o rodajas.

2. En un plato grande, mezcle todos los ingredientes y muévase a un tarro de albañil.

Refrigere durante 2 días completos antes de servir, y se mantendrán hasta por un mes.

RECETAS INUSUALES DE COMIDAS

Camarones y sémola de maíz

Esta tradición sureña es un elemento básico que ahora se puede disfrutar en la dieta Keto con esta interpretación de granos de coliflor.

Preparación total & Tiempo de cocción: 40 minutos

Nivel: Principiante

Hace: 4 ayudas

Proteína: 4 gramos

Carbohidratos netos: 5.3 gramos De grasa: 11

gramosSugar: 1 gramo

Calorías: 207

Lo que necesita:

Para la cobertura:

- 16 oz. de camarones grandes, pelados y desveinados

- 3 cucharaditas de mantequilla

- 1/2 cucharadita de condimento de tomillo

- 2 dientes de ajo picados

- 1/4 cucharadita de pimienta de Cayena

- 2 cucharaditas de polvo de pimentón
- 1/4 cucharadita de sal

Para los granos:

Pasos:

1. Caliente la coliflor en una olla grande con el agua. Una vez que el agua comience a hervir, cubra con una tapa y ajuste un temporizador durante 20 minutos.
2. Compruebe la coliflor con un tenedor para asegurarse de que está bien cocinada.
3. Escurrir el agua de la olla y transferir la coliflor a una licuadora de alimentos.
4. Combine la levadura nutricional, la sal, la mantequilla y la almendra con la licuadora y pulse durante aproximadamente 2 minutos hasta que la consistencia sea muy suave.
5. Combine el pimentón en polvo, la pimienta de Cayena, el ajo y el tomillo, y en un plato pequeño y bata para integrarlo.
6. Combina las especias mixtas en una sartén junto con el aceite de coco caliente.
7. Desenganche las colas y elimine la humedad de los camarones con una toalla de papel.
8. Dore los camarones durante aproximadamente 9 minutos mientras se agita ocasionalmente.
9. Mientras tanto, distribuye los granos en un tazón para servir y una vez que los camarones estén rosados, vacía

todo el contenido de la sartén encima de las sémola de maíz.

Consejo para hornear:

También puede usar camarones congelados para esta receta. Asegúrese de que se hayan descongelado por completo con anticipación y disminuya el tiempo de fritura en 3 minutos.

Variación Tia

- **añadir una guarnición de jugo de limón, cebollinos o un chorrito de salsa picante.**

- **Ghee trabajará como sustituto de la mantequilla en esta comida.**

Experto: Barras de caramelo de mantequilla

Servicios: 36

Tiempo de preparación: 10 minutos Tiempo de cocción: 10 minutos

ingredientes:

- 1 taza de mantequilla de maní sin endulzar
- 1/2 taza de proteína de suero de leche en polvo
- 1 cucharadita de stevia
- 1 taza de eritritol
- 8 oz de queso crema
- 1 cucharadita de vainilla
- 1 taza de mantequilla

Indicaciones:

1. Rocíe la bandeja para hornear con spray de cocción y forre con papel pergamino. reservar.
2. Derretir la mantequilla y el queso crema en una cacerola a fuego medio.

81

3. Agregue la mantequilla de maní y revuelva para combinar.

4. Retire la sartén del fuego.

5. Agregue los ingredientes restantes y mezcle hasta que estén bien combinados.

6. Vierta la mezcla en la sartén preparada y extienda uniformemente.

7. Colóquelo en nevera durante 1-2 horas o hasta que esté listo.

8. Cortar y servir.

Por porción: Carbohidratos netos: 1.2g; Calorías: 111; Grasa total: 11g; Grasa saturada: 5.3g

Proteína: 2.3g; Carbohidratos: 1.6g; Fibra: 0.4g; Azúcar: 0.5g; Grasa 88% / Proteína 8% / Carbohidratos 4%

pastel

Pastel de Limón

Servicios: 8

Tiempo de preparación: 10 minutos Tiempo de cocción: 15 minutos

Para la corteza:

- 1 taza de pacanas picadas
- 1 cucharadita de desviación
- 2 cucharadas de mantequilla, derretida
- Para el llenado:
- 1 cucharadita de vainilla
- 1 1/2 taza de crema para batir pesada

- Queso crema de 8 oz, suavizado
- 2/3 taza de swerve
- 1/4 de taza de jugo de limón fresco
- 1 cucharada de ralladura de limón

Indicaciones:

1. Precalentar el horno a 350 F/ 180 C.
2. Agregue las pacanas en el procesador de alimentos y procese hasta que las pacanas se aplasten finamente.
3. Agregue el mezquín y la mantequilla en las pacanas trituradas y mezcle hasta que estén bien

83

combinadas.

4. Rocíe la sartén con spray de cocina.

5. Agregue la mezcla de corteza en la sartén preparada.

6. Extienda uniforme y ligeramente hacia abajo con los dedos.

7. Hornee en horno precalentado durante 10 minutos.

8. Retirar del horno y dejar a un lado para enfriar completamente.

9. Para el relleno: En un tazón grande, batir la crema batida hasta que se formen picos rígidos.

10. Agregue la vainilla, el desvía y el queso crema y bata hasta que quede suave.

11. Agregue la ralladura de limón y el jugo de limón y bata hasta que se mezclen.

12. Vierta la mezcla de relleno en la corteza al horno y extienda uniformemente.

13. Colocar en nevera durante 1-2 horas.

14. Cortar y servir.

Por porción: Carbohidratos netos: 2.3g; Calorías: 311 Grasa Total: 32.2g; Grasa saturada: 14.3g

Proteína: 4.2g; Carbohidratos: 3.9g; Fibra: 1.6g; Azúcar: 0.9g; Grasa 93% / Proteína 5% / Carbohidratos 2%

Deliciosas tartas de

natilla

Servicios: 8

Tiempo de preparación: 10 minutos Tiempo de cocción:

30 minutos **Para la corteza:**

- 3/4 de taza de harina de coco

- 1 cucharada de desviación

- 2 huevos

- 1/2 taza de aceite de coco

- Pizca de sal

- Para natillas:

- 3 huevos

- 1/2 cucharadita de nuez moscada

- 5 cucharadas de desviación

- 1 1/2 cucharadita de vainilla

- 1 1/4 de taza de leche de almendras sin endulza

Indicaciones:

1. Para la corteza: Precalentar el horno a 400 F/ 200 C.

2. En un tazón, bate huevos, aceite de coco, edulcorante y sal.

3. Agregue la harina de coco y mezcle hasta que se forme la masa.

4. Agregue la masa en la sartén y esparce uniformemente.

5. Pincha la masa con un cuchillo.

6. Hornee en horno precalentado durante 10 minutos.

7. Para la natilla: Caliente la leche de almendras y la vainilla en una olla pequeña hasta que hierva a fuego lento.

8. Mezcle los huevos y el edulcorante en un tazón. Agregue lentamente la leche de almendras y bata constantemente.

9. Colar bien la natilla y verter en la base de tarta al horno.

10. Hornee en el horno a 300 F durante 30 minutos.

11. Espolvoree la nuez moscada en la parte superior y sirva.

Por porción: Carbohidratos Netos: 2.2g; Calorías: 175; Grasa total: 17.2g; Grasa saturada: 12.9g

Proteína: 3.8g; Carbohidratos: 2.9g; Fibra: 0.7g; Azúcar: 0.4g; Grasa 87% / Proteína 8% / Carbohidratos 5%

POSTRE CONGELADO: PRINCIPIANTE

Sorbete de bayas

Servicios: 2

Tiempo de preparación: 5 minutos Tiempo de cocción: 10 minutos

ingredientes:

- 1/2 taza de frambuesas
- 1/2 taza de fresas
- 1/2 cucharadita de stevia líquida
- 1/4 de taza de moras
- 1 cucharadita de jugo de limón fresco

Indicaciones:

1. Agregue todos los ingredientes a la licuadora y licúe hasta que estén suaves.
2. Vierta en el recipiente y colóquelo en el refrigerador durante 3 horas.
3. Sirva frío y disfrute.

Por porción: Carbohidratos netos: 4.5g; Calorías: 36; Grasa total: 1g; Grasa saturada: 0g

Proteína: 0.9g; Carbohidratos: 8.2g; Fibra: 3.7g; Azúcar: 4.1g; Grasa 25% / Proteína 25% / Carbohidratos 50%

CARAMELO: PRINCIPIANTE

Caramelo de chocolate blanco

Servicios: 12

Tiempo de preparación: 5 minutos Tiempo de cocción: 5 minutos

ingredientes:

- 1/2 taza de manteca de cacao
- 1/2 cucharadita de vainilla
- 1 cucharada de proteína de vainilla en polvo
- 1/4 de taza de eritritol
- Pizca de sal

Indicaciones:

1. Agregue la manteca de cacao en una cacerola y caliente a fuego medio-bajo hasta que se derrita.
2. Retire del fuego y agregue los ingredientes restantes y revuelva bien para combinar.
3. Vierta la mezcla en los moldes de caramelo de silicona y refrigere hasta que se endurezca.
4. Sirva y disfrute.

Por porción: Carbohidratos netos: 0.1g; Calorías: 90; Grasa total: 9.3g; Grasa saturada: 5.3g

Proteína: 2.3g; Carbohidratos: 0.1g; Fibra: 0 g; Azúcar: 0.1g; Grasa 90% / Proteína 10% / Carbohidratos 0%

RECETAS DE DESAYUNO

Espárragos asados con huevos revueltos

Completo: 30 min

Preparación: 10 min

Cocinero: 20 min

Rendimiento: 2 porciones

Valores nutricionales:

Calorías: 34, Grasa total: 5.1 g, Grasa saturada: 0,3 g, Carbohidratos: 1,5 g, Azúcares: 0,3 g, Proteína: 1,3 g

ingredientes

- 3/4 libra de nuevos espárragos
- Gran aceite de oliva
- Sal legítima y pimienta oscura naturalmente molida
- 1/8 de taza de parmesano recién molido
- 6 huevos extra grandes
- 3 cucharadas de crema
- 1 cucharada de dispersión sin saltar, aislada
- 2 a 4 cortes de pan de 7 granos

dirección

1. Precalentar la estufa a 400 grados F.

2. Corta las partes extremas de las gangas y, en la posibilidad de que sean gruesas, desnátalas. Ver los espárragos en una hoja de preparación, ducha con aceite de oliva, en ese punto lanzar para cubrir los espárragos totalmente. Esparce los espárragos en una capa solitaria y espolvorea generosamente con sal y pimienta. Ensabular los espárragos durante 15 a 20 minutos, hasta que estén delicados pero al mismo tiempo frescos. Espolvorear con el parmesano y volver a la parrilla durante 5 minutos, o hasta que el cheddar se licue.

3. Mientras se cocinan los espárragos, bate los huevos en un tazón con la crema, y la sal y la pimienta, al gusto. Disolver 1/2 cucharada de margarina en una sartén enorme. Cocine los huevos con el calor más mínimo, mezclándose continuamente

con una cuchara de madera, a la doneness ideal. Expulsar del calor, incluir el resto de la cucharada de 1/2 de propagación, y mezclar hasta que se licue.

Compruebe si hay saborizante, sal y pimienta, si es necesario, y presente con los espárragos asados y pan de 7 granos.

COOKIES: PRINCIPIANTE

Galletas pecanas

Servicios: 16

Tiempo de preparación: 10 minutos Tiempo de cocción:
20 minutos

ingredientes:

- 1 taza de pacanas
- 1/3 taza de harina de coco
- 1 taza de harina de almendras
- 1/2 taza de mantequilla
- 1 cucharadita de vainilla
- 2 cucharaditas de gelatina
- 2/3 taza de swerve

Indicaciones:

1. Precalentar el horno a 350 F/ 180 C.
2. Rocíe una bandeja para hornear con spray de cocción y reserve.
3. Agregue la mantequilla, la vainilla, la gelatina, el descarvado, la harina de coco y la harina de almendras en el procesador de alimentos y procese hasta que se formen migas. 92
4. Agregue las pacanas y procese hasta que estén

picadas.

5. Hacer galletas de la mezcla preparada y colocar en una bandeja para hornear preparada.

6. Hornee durante 20 minutos.

7. Sirva y disfrute.

Por porción: Carbohidratos netos: 1.3g; Calorías: 146; Grasa total: 14.8g; Grasa saturada: 4,4 g

Proteína: 2.4g; Carbohidratos: 2.9g; Fibra: 1.6g; Azúcar: 0.6g; Grasa 91% / Proteína 6% / Carbohidratos 3%

RECETAS DE ALMUERZO

Barras de coco

Tiempo de preparación: 1 hora de

tiempo de cocción:

Porciones:5

Valores nutricionales:

Grasa: 13 g.

Proteína: 1 g.

Carbohidratos: 4 g.

ingredientes:

- 1 taza de coco rallado
- 1/2 taza de crema de coco
- 1/2 taza de Erythritol

Indicaciones:

- Combine todos los ingredientes en un tazón. Mezcle hasta que esté bien combinado.
- Presione la mezcla en un molde rectangular de silicio y congele durante una hora para ajustar.
- Rebanada para servir.

Pan de nube de aguacate

Tiempo de cocción: 30 min Rendimiento: 6 nubes

Datos nutricionales: 76 calorías por nube: Carbohidratos 1.8g, grasas 6.2g, proteínas 4g.

ingredientes:

- 1/4 cucharadita de crema de sarro
- 4 huevos
- 1/2 aguacate, machacado
- Sal al gusto
- Condimento para la cima

Pasos:

1. Caliente el horno a 170 C.
2. Prepare la bandeja para hornear.
3. Batir las claras de huevo con crema de sarro durante 2-3 minutos usando una batidora de manos hasta que picos rígidos.
4. Combinar yemas y aguacate, mezclar bien
5. Agregue los blancos a las yemas suavemente.
6. Forma 6 montículos y coloca la masa en la bandeja para hornear, engrasada. Hazlos planos.
7. Espolvorea con condimento.

Hornee durante 30 minutos hasta que estén dorados.

pastel de calabaza

Tiempo de preparación: 8 horas Porciones:8

Valores nutricionales:

Grasa: 29 g.

Proteína: 7 g.

Carbohidratos: 9 g.

ingredientes:

Para la corteza

- 1 taza de nueces picadas
- 1 taza de harina de almendras
- 1/4 de taza de Erythritol
- 1/3 taza de mantequilla derretida

Para el relleno

- 1 lata de 14 onzas de puré de calabaza
- 1/2 taza de Erythritol
- 1 taza de crema pesada
- 6 yemas de huevo
- 1 cucharada de gelatina
- 1 cucharadita de extracto de vainilla
- 1 cucharadita de canela en polvo
- 1/4 cucharadita de jengibre molido
- 1/4 cucharadita de nuez moscada molida
- 1/4 cucharadita de clavo de tierra

Indicaciones:

- Mezcle bien. Empaque la mezcla en una sartén de 9 pulgadas.

- Combine todos los ingredientes para el relleno en una olla. Batir a fuego medio hasta que la mezcla empiece a espesar.

- Vierta el relleno en la corteza y refrigere durante la noche.

RECETAS DE APERITIVO

Bollos con calabacín

Porciones: 8

Tiempo de cocción: 45 minutos

Nutrientes por porción: Calorías: 115 | Grasas: 10 g | Carbohidratos: 2,9 g | Proteínas: 12,2 g

ingredientes:

- 1/2 taza de harina de almendras
- 5 huevos
- 2 cucharadas de sucralosa
- 1/2 taza de queso rallado
- 1 calabacín
- 3 cucharadas de semillas de lino
- 1/2 taza de semillas de girasol
- 2 cucharadas de psyllium
- 1 cucharadita de polvo de hornear
- 1/2 cucharadita de sal
- 1 cucharada de orégano seco

Proceso de cocción:

1. El horno se precalenta a 200°C (400°F).

2. Ralla el calabacín en un rallador fino y exprime la masa, eliminando el exceso de líquido. Sazona con sal.

3. En un tazón, batir los huevos por una batidora durante 2 minutos hasta espuma densa. Agregue el queso rallado, el calabacín y los ingredientes secos. Mezcle bien. Deje la masa durante 8 minutos.

4. Divida la masa en bollos redondos. Hornee en el horno durante 25 minutos.

Bollos de nueces

con queso

Porciones: 6-8

Tiempo de cocción: 35 minutos

Nutrientes por porción: Calorías: 102 | Grasas: 14,1 g | Carbohidratos: 2,6 g | Proteínas: 20 g

ingredientes:

- 1/2 taza de harina de almendras
- 1/4 de taza de semillas de sésamo
- 1/4 de taza de semillas de girasol
- 1 cucharada de psyllium
- 3 huevos
- 1 1/2 taza de queso rallado
- 1 cucharadita de polvo de hornear

Proceso de cocción:

1. El horno se precalenta a 200°C (400°F).
2. En un tazón, batir los huevos por una batidora hasta masa densa. Agregue el queso y los ingredientes secos, mezcle bien. Deje la masa durante 10 minutos.
3. Cubra la bandeja para hornear con pergamino. Prepara los bollos pequeños y ponlos en una bandeja para hornear.
4. Hornee en el horno durante 18 minutos.

Bollos con yogur y semillas

Porciones: 6

Tiempo de cocción: 40 minutos

Nutrientes por porción: Calorías: 105 | Grasas: 15 g | Carbohidratos: 3,6 g | Proteínas: 16 g

ingredientes:

- 2/3 taza de yogur
- 1 taza de harina de almendras
- 2 cucharadas de harina de coco
- 2 cucharadas de psyllium
- 4 huevos
- 3 cucharadas + 1 cucharadita de semillas de lino (para decoración)
- 3 cucharadas de semillas de girasol
- 1 cucharadita de polvo de hornear
- 1/2 cucharadita de sal

Proceso de cocción:

1. El horno se precalenta a 185°C (365°F).

2. En un tazón, batir los huevos por una batidora hasta masa densa. Agregue el yogur, los ingredientes secos. Mezcle de nuevo. Deje la masa durante 10 minutos.

3. Cubra la bandeja para hornear con pergamino. Haz los bollos redondos y ponlos en una bandeja para hornear.

4. Espolvorear con semillas de girasol y hornear en el horno durante 25 minutos.

cena

Tazas de huevo de
tocino jalapeño

¿Tienes un poco de tiempo extra esta mañana para un poco de cuidado personal? Prueba mis tazas de huevo de tocino Jalapeno. Estas tazas picantes despertarán sus sentidos y

enviarte por la puerta con un resorte en tu paso.

Consejo de variación: reemplace los jalapeños por cebollas verdes.

Tiempo de preparación: 5 minutos Tiempo de cocción: 20 minutos Sirve 4

Lo que hay en él

- Tocino sin nitrato, cocido y desmoronado (5 onzas)
- Huevos (12 qty)
- Cheddar, rallado (6 onzas)
- Jalapeno (2 qty)
- Sal (al gusto)
- Pimienta (al gusto)

Cómo se hace

1. Encienda el horno para que precaliente a 350 grados F.
2. Corta el jalapeño por la mitad, a lo largo y elimina las semillas. Picar 1 jalapeño y cortar el otro.
104
3. Batir los huevos con un batidor y añadir queso

4. Engrase una lata de muffins con grasa de elección y coloque la parte inferior con el jalapeño picado y el tocino. Vierta bien la mezcla de huevo en cada muffin.

5. Cada muffin tiene una rebanada del otro jalapeño en la parte superior.

6. Entra en el horno caliente durante unos 20 minutos. Los huevos ya no deben verse húmedos. Cuando haya terminado, retirar del horno y dejar enfriar.

7. servir

Carbohidratos netos: 3 gramos

Grasa: 39 gramos

Proteína: 35 gramos

Azúcares: 0 gramos

Tocino clásico y
huevos para uno

¿Qué hay en él (por un lado):

- 2 huevos

- 11/4 oz. de tocino, en rodajas
- tomates cherry (opcional)
- perejil fresco (opcional)

Cómo se hace:

1. Freír el tocino en una sartén a fuego medio-alto. Retire y reserve, dejando grasa de tocino en la sartén.

2. Rompe huevos y colóquelo en sartén, cocina y condimentos al gusto. Puedes cocinarlos revueltos, soleados hacia arriba o como quieras. Opcionalmente, puede agregar un poco de crema para aumentar el contenido de grasa de su comida y añadir sabor extra.

3. Corta los tomates cherry por la mitad y, opcionalmente, fríe rápidamente la grasa del tocino.

4. Coloque todo el contenido de la sartén en su plato de servir. Opcionalmente, sustituya dos fresas o moras por los tomates cherry.

Carbohidratos netos: 1 gramo

Grasa: 22 gramos

Proteína: 15 gramos

Azúcares: 0 gramos pero depende de frutas o verduras opcionales

Pan Paleo – Estilo Keto

Porciones: 1 pan – 10 rebanadas

Valores nutricionales: 9,1 g De carbohidratos netos; 10,4 g Proteínas; 58,7 g de grasa; 579,6 calorías

ingredientes:

- Aceite de oliva - .5 tazas (+) 2 cucharadas.
- Huevos – 3
- Leche de almendras/agua - .25 tazas
- Harina de coco - .5 tazas
- Bicarbonato de sodio – 1 cucharadita.
- Harina de almendras – 3 tazas
- Polvo de hornear – 2 cucharaditas.
- Sal - .25 cucharaditas.
- También se necesita: Sartén – 9 x 5 pulgadas

Indicaciones:

1. Caliente el horno a 300°F. Rocíe ligeramente la sartén con aceite de oliva.
2. Combine todas las fijaciones secas y mezcle con la masa húmeda para preparar la masa.
3. Vierta en la sartén engrasada y hornee durante 1 hora.
4. Enfriar y cortar.

EL ALMUERZO DE KETO

Rollups de queso y pavo

Qué hay en él:

- 3 rebanadas de carne de pavo para el almuerzo
- 3 rebanadas de queso (su elección)
- 1/2 aguacate
- 3 rebanadas de pepino
- un cuarto de taza de arándanos
- puñado de almendras

Cómo se hace:

1. Usando tu queso como pan, haz "rollos de pavo" enrollando la carne de pavo, unas rebanadas de aguacate y las rodajas de pepino.
2. Disfrute y refrigerio de arándanos y almendras.
3. Contiene 13 carbohidratos netos.

Chuletas

Celebra el sábado por la noche con jugosas chuletas de cordero servidas con mantequilla de hierbas. perfección.

Consejo de variación: servir con una ensalada verde simple u otra verdura.

También puede sustituir las chuletas de cerdo.

Tiempo de preparación: 15 minutos Tiempo de cocción: 10 minutos Sirve 4

Lo que hay en él

- Chuletas de cordero (8 qty)
- Mantequilla (1 T)
- Aceite de oliva virgen extra (1 T)
- Sal kosher (al gusto)
- Pimienta molida fresca (al gusto)
- Limón, cortado en cuñas (1 qty)
- Ponga chuletas para llevar a temperatura ambiente.
- Espolvoree con sal kosher y pimienta molida fresca.
- Caliente la mantequilla y el aceite en la sartén. Agregue las chuletas y el marrón en ambos lados, de 3 a 4 minutos por lado.
- Sirva con rodajas de limón y mantequilla.

Carbohidratos netos: 1 gramo

Grasa: 90 gramos

Proteína: 44 gramos

Azúcares: 0 gramos